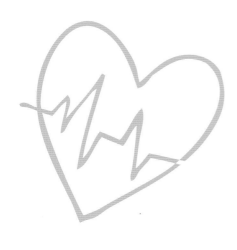

绘图

彭晓飞　马凌燕　吴芝璇　马　丹

文字编辑

麦　刚　张静梅　袁松林　邓全敏
陶开宇　张　标　徐　平　程　蕾
曹　钰　刘　兴　李　倩　邓晓剑
王　涛　文书银　阳　毅　鄢　涛
谢　莉　江　军

U0391954

急救小专家成长记
之远离危险

何顶秀　黄楷森　著

人民卫生出版社

图书在版编目（CIP）数据

急救小专家成长记之远离危险/何顶秀，黄楷森著.
—北京：人民卫生出版社，2017
ISBN 978-7-117-25705-3

Ⅰ. ①急… Ⅱ. ①何…②黄… Ⅲ. ①急救-青少年
读物 Ⅳ. ①R459.7-49

中国版本图书馆 CIP 数据核字（2017）第 314286 号

人卫智网	www.ipmph.com	医学教育、学术、考试、健康， 购书智慧智能综合服务平台
人卫官网	www.pmph.com	人卫官方资讯发布平台

急救小专家成长记之远离危险

著　　者：何顶秀　黄楷森
出版发行：人民卫生出版社（中继线 010-59780011）
地　　址：北京市朝阳区潘家园南里 19 号
邮　　编：100021
E - mail：pmph @ pmph.com
购书热线：010-59787592　010-59787584　010-65264830
印　　刷：北京盛通印刷股份有限公司
经　　销：新华书店
开　　本：889×1194　1/24　印张：4
字　　数：58 千字
版　　次：2018 年 1 月第 1 版　2019 年 12 月第 1 版第 4 次印刷
标准书号：ISBN 978-7-117-25705-3/R · 25706
定　　价：30.00 元
打击盗版举报电话：010-59787491　E-mail：WQ @ pmph.com
（凡属印装质量问题请与本社市场营销中心联系退换）

序一

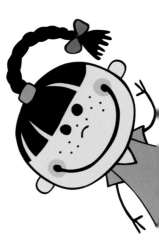

急诊医师的心愿

　　"急救常识从孩子学起，急救技能从孩子普及"，这套急救常识和技能的中小学生科普书籍从创意到出版不难看出作者的良苦用心。第一作者作为一位每天都在跟生死打交道的急诊医师，她知道普及急救知识对公众来说多么需要；同时，作为两位孩子的母亲，她清楚让孩子们从小学习急救技能多么重要。

　　这套寓教于"救"的"小人书"，把基础的躲灾避险常识和自救互救方法教给孩子们，让他们知道怎样应对危险，保护自身安全。

　　受邀作序，让我想起多年前看到的两个感人故事：妈妈在家被歹徒刺伤生命危急，几岁的男孩被吓坏了，他拨通"911"呼救电话，妈妈终于得救了；还有一个孩子用学到的心肺复苏术急救猝死倒地的亲人，为抢救生命赢得了宝贵时间。故事里两个孩子的行为证明：早期对孩子进行急救教育是非常必要的。这套书籍图文并茂、浅显易懂，相信急诊医师的心愿会赢得孩子们的喜爱，也会得到家长、学校和社会的支持。

李远建

四川省成都市急救指挥中心主任医师
四川省医师协会急诊医师分会副主任委员
四川省医院管理协会急救中心管理分会副主任委员
2017 年 9 月

序二

让孩子们多一份知识，少一分危险

孩子作为家庭和社会的未来，具有智力发育快、好奇心强、求知欲旺盛的特点。孩子成长阶段，体力智力发育仍不完善，自我保护意识弱，缺乏基本的安全常识。

在这个日新月异的时代，我们所处的自然环境和社会环境都变得越来越复杂。作为父母，不可能让孩子像娇嫩的花朵一样永远生活在自己的庇护之下。因此，我们应当尽早把"安全知识"的保护伞交到孩子手里，让他们为自己遮风挡雨，"多一份知识，少一份危险"。

《急救小专家成长记》分为"远离危险"和"技能训练"两册。该书以一个个情景故事的形式，针对不同年龄阶段孩子的心理特点和理解能力，围绕家庭、校园、户外、游戏等多个主要的生活场景，讲述了经常发生在我们身边的安全故事，让孩子们在快乐阅读的同时，学会重要的安全常识、自救知识和技巧，培养孩子保护自我、远离危险的意识，为他们的健康成长提供有效的呵护。

梁宗安

四川大学华西医院呼吸科主任
中华医学会呼吸病学分会呼吸治疗学组副组长
四川省医师协会呼吸医师专科委员会主任委员
2017 年 9 月

编者的话

120 急救电话应该怎么拨打?

为什么要远离电源插座?

鱼刺卡住喉咙怎么办?

为什么不能带剪刀到学校?

被小狗咬伤后该怎么办?

你会做心肺复苏吗?

烧伤、烫伤后该怎么处理?

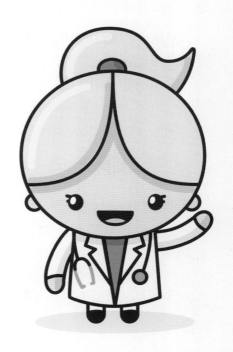

快来了解关于健康急救的知识，变身急救小专家！

《急救小专家成长记》针对不同年龄阶段的孩子，分为"远离危险"和"技能训练"两册。

《远离危险》册主要针对幼儿园孩子和小学生，从日常生活入手，将潜藏在孩子生活中的危险展现在情景故事中，由此引出实用贴心的安全提示。

《技能训练》册则主要针对中学的学生，侧重于向孩子们展示如何自我保护，传递正确的自救方法和技能。内容涵盖了预防、呼救、居家安全、校园安全和家庭安全等方面的内容，通过插图清晰地展示了急救操作的步骤。

全书插图生动，内容有趣，寓教于乐，实用性强。在传递知识和技能的同时，让父母与孩子们尽享阅读的快乐亲子时光！

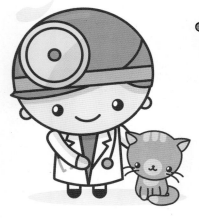

目录

第 1 部分

我要成为一名急救员

第 2 部分

居家安全

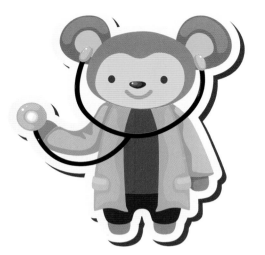

第4部分

户外安全防护

第3部分

校园安全防范

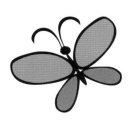

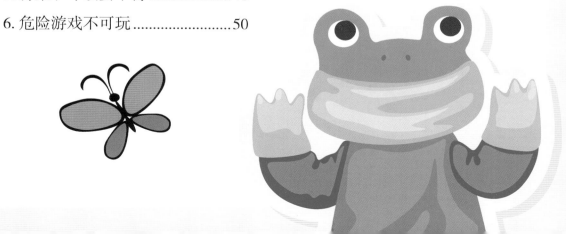

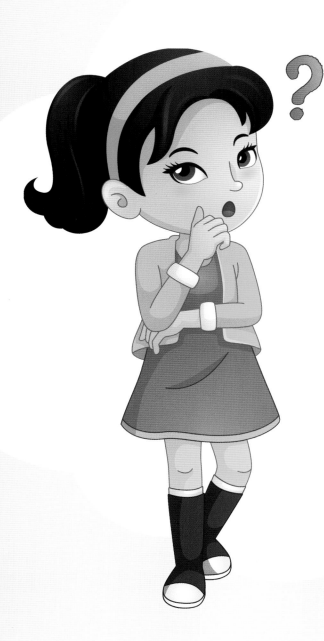

第1部分

我要成为一名急救员

- ☐ 急救需要我们吗
- ☐ 急救我能行吗
- ☐ 正确呼救
- ☐ 正确拨打120急救电话
- ☐ 最好的急救就是预防

1. 急救需要我们吗

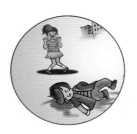

交通事故现场

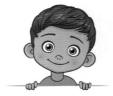

生活中、学习中，意外随时可能发生，救援人员不可能立即出现在你身边，而大脑组织缺氧后发生不可逆死亡的时间只有4～6分钟，所以需要我们学习急救知识，抓紧时间，采取应急措施。

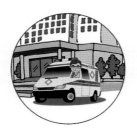

急救车出发

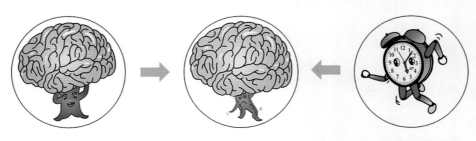

正常的大脑　　　　缺氧的大脑　　　　急救，与时间赛跑

2. 急救我能行吗

我害怕，我还是离远点！

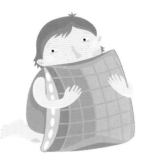

我太小，力气不够。

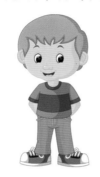

我不知道怎么办？

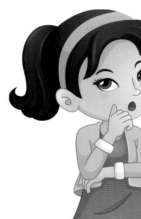

我也能成为急救人员吗？

急救不是专业医护人员的事情吗？

　　这是很多小朋友的疑惑，但是我们谁也不能预测意外伤害的发生，不同的年龄可以掌握不同的急救技能，只要我们努力学习，就能成为急救小专家，挽救更多的生命。

3

3. 正确呼救

紧急情况下，要知道向谁求助，首先您必须要知道最重要的急救电话号码。

应根据不同的情况，拨打相对应部门的电话求救。

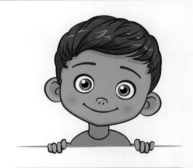

急救电话是公共资源，请不要随意拨打。

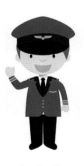

110
公共安全

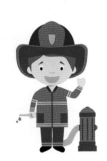

119
火灾抢险

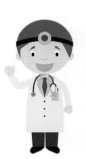

120
医疗救助

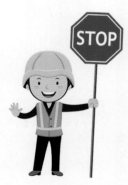

122
交通事故

4. 正确拨打120急救电话

拨打急救电话时，需要告诉
接电话的叔叔或阿姨以下信息：

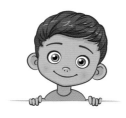

※ 事件发生的详细地址

※ 发生了什么事件

※ 有多少人需要救援

※ 伤者状况描述

要等接线员挂电话后才能挂
电话，并保持电话畅通。
留在现场陪伴伤者。

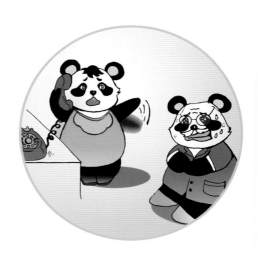

拨打120电话

5. 最好的急救就是预防

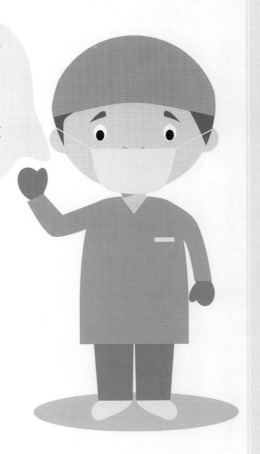

　　救援提倡"三七分"理论，三分救援，七分自救；三分急救，七分预防。

　　只要我们的急救小专家们远离危险，就是最好的自救急救哦。

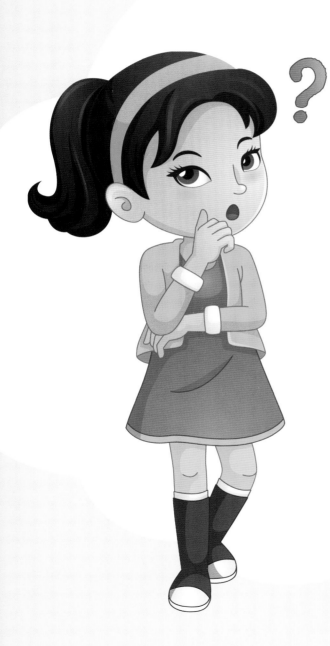

第 2 部分

居家安全

- ☐ 开水、明火需谨慎
- ☐ 电源、插座要远离
- ☐ 工作中的电器不可摸
- ☐ 煤气中毒要小心
- ☐ 细嚼慢咽防误吸
- ☐ 鱼刺剔除防卡住
- ☐ 洁厕水剂不能喝
- ☐ 家中玩耍防跌落
- ☐ 抽水马桶要当心
- ☐ 妈妈不在家，不给你开门

1. 开水、明火需谨慎（1）

开水、明火都会烧烫伤我们的皮肤。

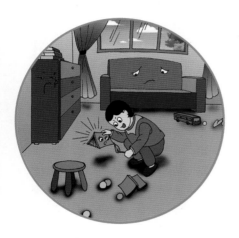

明火不能碰

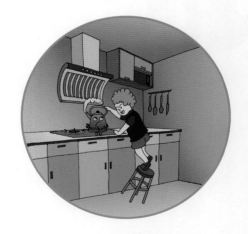

开水不能碰

1. 开水、明火需谨慎（2）

火柴、打火机易引起火灾，不能当玩具玩。

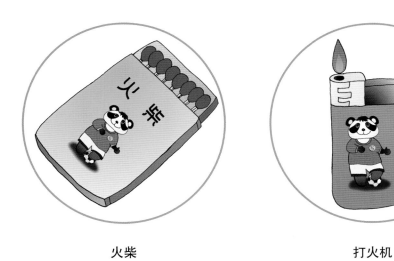

火柴   打火机

1. 开水、明火需谨慎（3）

　　厨房学艺，尤其是炒菜的油锅不要加热得太久，记得要有大人在一旁哦！

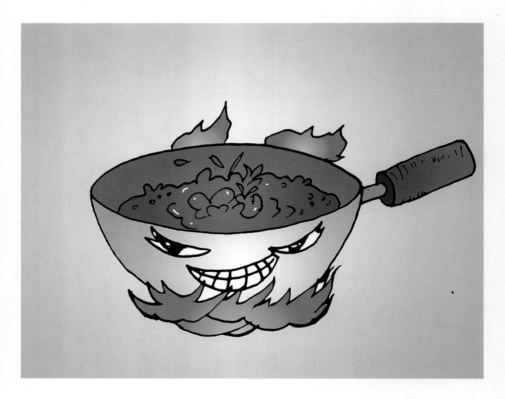

当心油锅烫伤

1. 开水、明火需谨慎（4）

开水壶要放高处孩子无法触碰的位置，并且请不要使用桌布。

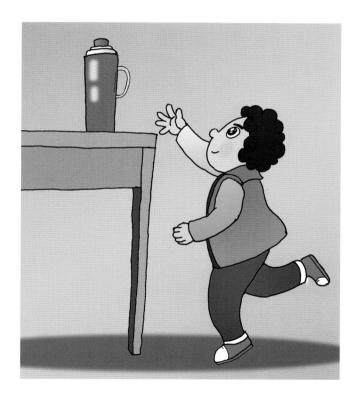

不要触碰开水壶

1. 开水、明火需谨慎（5）

如果有烧伤、烫伤，先迅速以流动自来水冲洗，然后立即到医院治疗。不要在伤口上涂抹牙膏或者香油，否则会影响医务人员判断伤情。

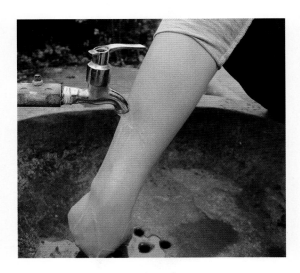

烫伤冲洗

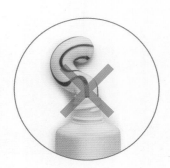

牙膏

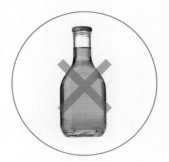

香油

2. 电源、插座要远离（1）

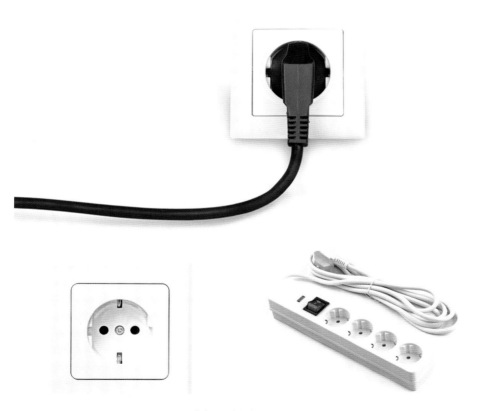

电源、插座要远离

2. 电源、插座要远离（2）

电源插座很危险，不能用手或金属物品去触碰电源插座孔。

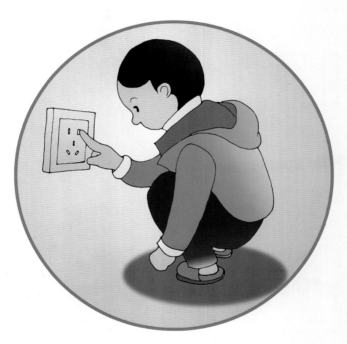

不要手摸电源插座孔

2. 电源、插座要远离（3）

不能往插座或电器上浇水。

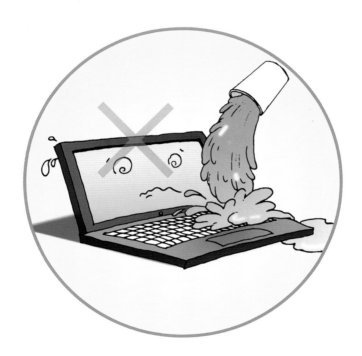

不要往笔记本电脑上倒水

2. 电源、插座要远离（4）

不能用湿布去擦拭工作中的电器。

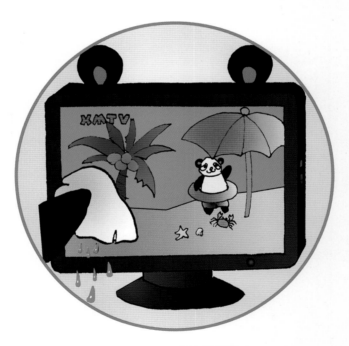

不要用湿毛巾擦拭电脑

2. 电源、插座要远离（5）

　　插拔电源插头时不要用力拉拽电线。拔掉插头时，要用手捏住插座基座拔下，同时要注意手指头不要伸入插头孔内。

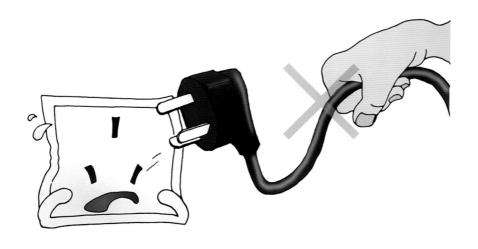

不要手扯电线

3. 工作中的电器不可摸（1）

不要将手指或物品伸入风扇，摸旋转的扇叶。

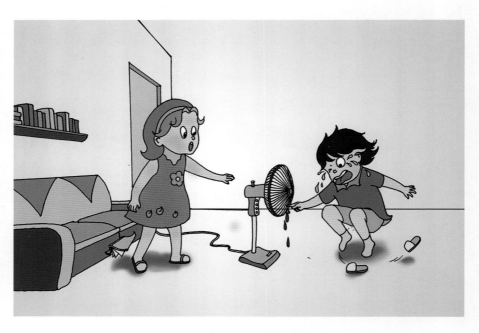

工作中的电器不要碰

18

3. 工作中的电器不可摸（2）

家中有许多电器，在未经家长的许可下，不能进行触摸或使用，不然就可能出现意外。

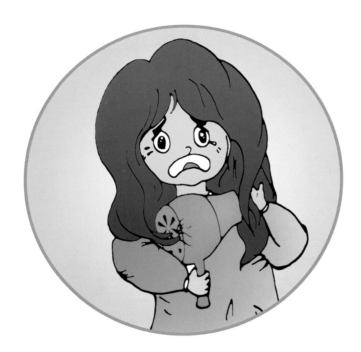

小朋友不可以直接使用吹风机

3. 工作中的电器不可摸（3）

工作中的电加热器、面包机和烤箱温度高，触碰容易被烫伤，所以小朋友不要靠近。

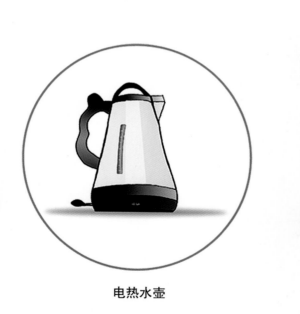

电热水壶

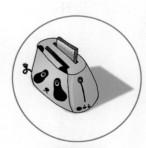

面包机

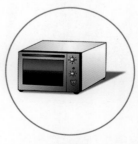

烤箱

4. 煤气中毒要小心（1）

冬季使用煤炉取暖，要注意通风。

煤气泄漏后，不要打电话，不能开关电灯或电器，否则可能产生火花，发生危险。

用煤气烧开水时，旁边不能离人。

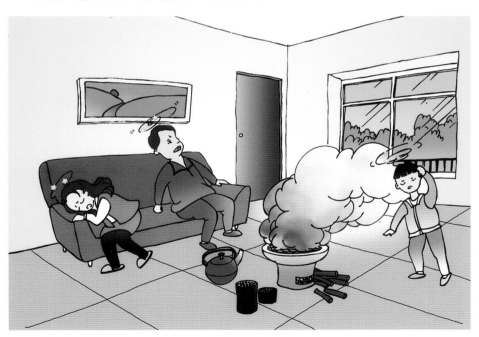

要小心煤气中毒

4. 煤气中毒要小心（2）

　　如果发现有人煤气中毒，小朋友们一定要先用湿毛巾掩住自己的口鼻后再立即打开门窗通风，然后出门迅速拨打119和120。

　　煤气比空气轻，漂浮在空气上方，因此发现煤气泄漏要采取低姿捂住口鼻的保护措施。

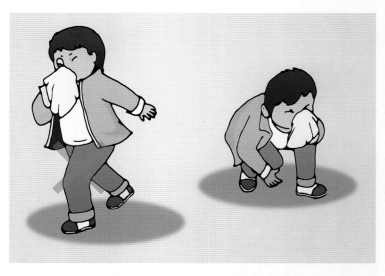

煤气泄漏时，低姿是正确保护姿势

4. 煤气中毒要小心（3）

发现煤气泄漏，立即关闭煤气总阀门，打开窗户透气。

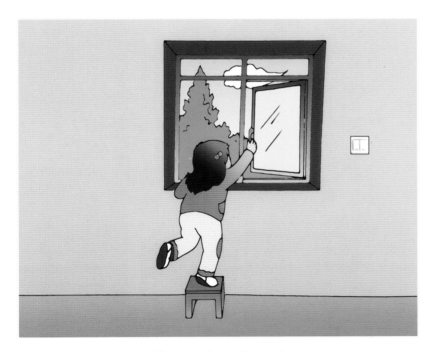

煤气泄漏时，开窗不开灯

5. 细嚼慢咽防误吸（1）

　　吃任何东西时都不要说话，更不要大声喊叫，要把食物都嚼细了再咽下去，不能狼吞虎咽。

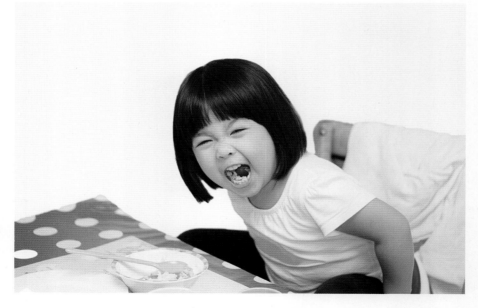

进食时，不要大喊大叫

5. 细嚼慢咽防误吸（2）

嘴里有食物时，尽量避免大笑或者说话，以防食物掉进气管。

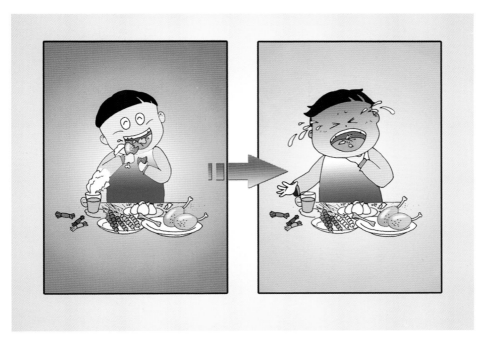

细嚼慢咽防误吸

25

不可玩高空抛物用嘴接食，极易出现食物掉入气管，导致气管阻塞，出现危险。特别是瓜子、花生等坚果和果冻容易误入气道，要特别小心。

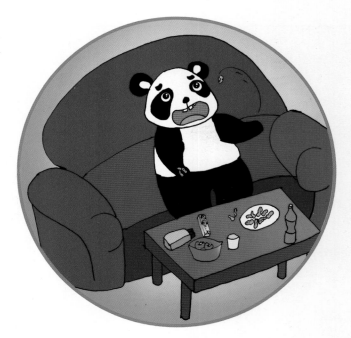

不要抛掷食物

5. 细嚼慢咽防误吸（4）

不要把纽扣、硬币、玻璃弹珠或者玩具上的小配件含在嘴里尝尝味道，有可能一不小心就吞进肚子里或卡在嗓子里。

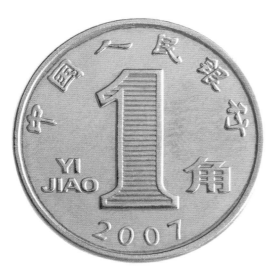

硬币

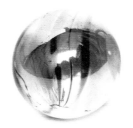

玻璃弹珠

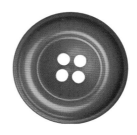

纽扣

6. 鱼刺剔除防卡住（1）

鱼肉特别鲜美，但一定要注意鱼刺。

入口前需仔细看有没有刺，然后吞入。

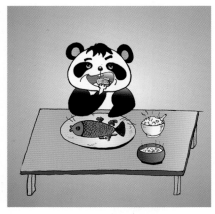

吃鱼

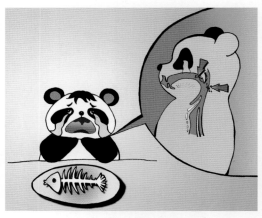

鱼刺卡住

6. 鱼刺剔除防卡住（2）

鱼刺一旦卡到了喉咙，一定不要大口吞咽食物，特别是米团、饼或者馒头，这样做可能会使其刺得更深。

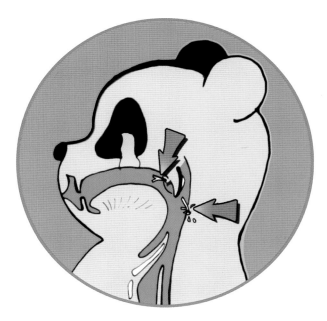

被鱼刺卡住

7. 洁厕水剂不能喝

　　洁厕剂是洗刷厕所的，大多数具有一定的腐蚀性，对人体的胃肠道伤害很大，千万不能尝。

　　厕所、水槽旁的液体不可以喝。

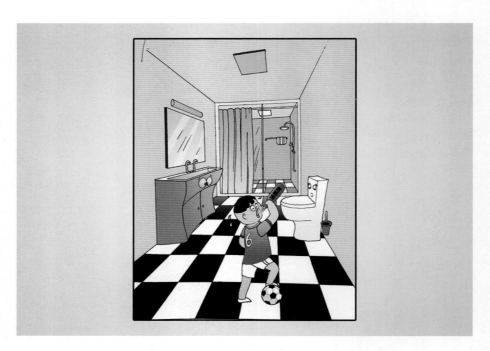

洁厕水剂不能喝

8. 家中玩耍防跌落

搭板凳高处取物，要谨防跌倒。

阳台是观赏风景的好地方，但不要爬阳台，不要伸手去抓阳台外的东西。

浴室等地多水易滑，容易摔倒摔伤。

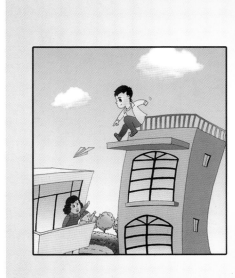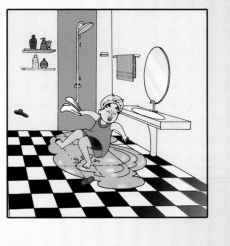

家中玩耍防跌落

9. 抽水马桶要当心

　　抽水马桶可是很深的哟，小朋友们的头有可能被卡住发生溺水，手脚有可能被卡住受到伤害，所以小朋友们不可以把它当玩具玩。

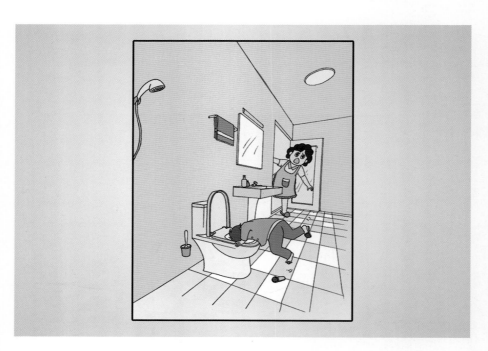

抽水马桶要当心

10. 妈妈不在家，不给你开门（1）

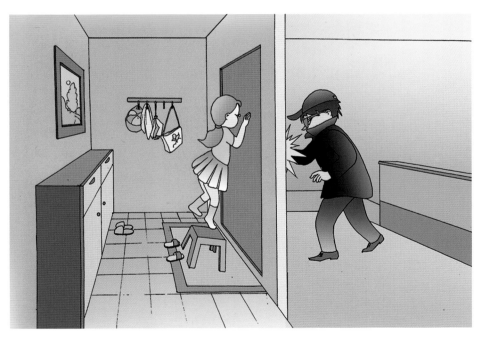

大人不在家，不给陌生人开门

10. 妈妈不在家，不给你开门（2）

　　如果只有自己在家时，要沉着冷静，不要向陌生人透露家中只有你一个人，更不能随便开门。

　　不要接受陌生人给的东西，不要跟陌生人走。

　　可以和家人制定一个暗号，只有说对暗号的人才能开门。

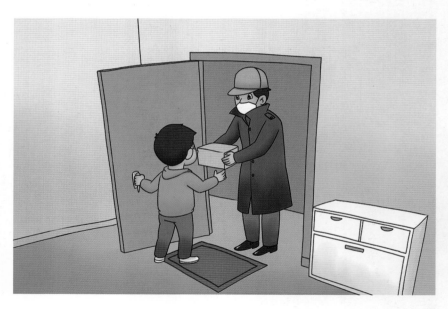

不要陌生人的东西

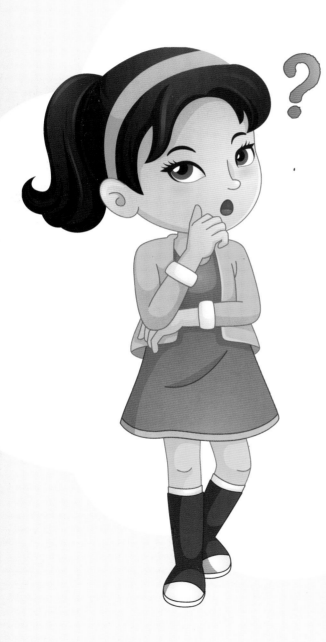

第3部分

校园安全防范

- □ 与同学玩耍要小心
- □ 铅笔戳伤要避免
- □ 不带锐器到学校
- □ 红领巾、围巾不乱扯
- □ 打架、斗殴要不得
- □ 危险游戏不可玩

1. 与同学玩耍要小心（1）

学校课余活动期间，同学们喜欢嬉戏打闹，不过，要警惕一些危险行为，因为它们会对你和同学造成伤害。

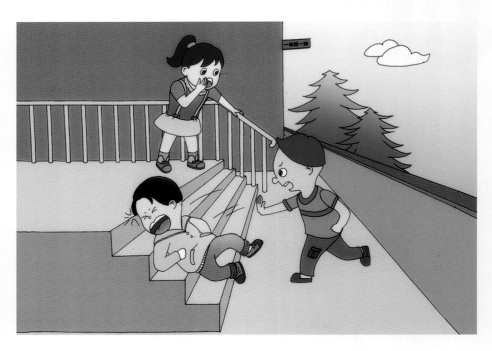

与同学玩耍要小心

1. 与同学玩耍要小心（2）

同学之间玩耍时追逐、打闹，容易摔倒使自己受伤，也容易伤到同学。

课间不要在教室里、过道、上下楼梯追逐打闹。

不要翻爬栏杆。

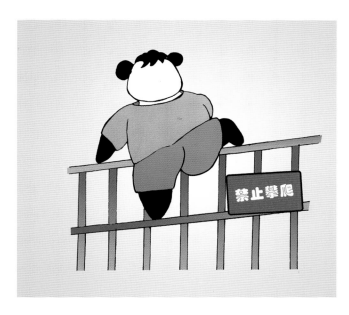

不爬栏杆

1. 与同学玩耍要小心（3）

和同学嬉戏，不拿扫把，避免意外，特别是刺伤眼睛。

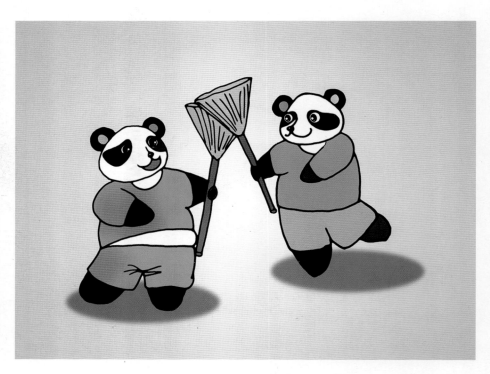

不拿扫把等工具打闹

1. 与同学玩耍要小心（4）

不将身体探出窗外、阳台，不攀爬，谨防意外坠落。

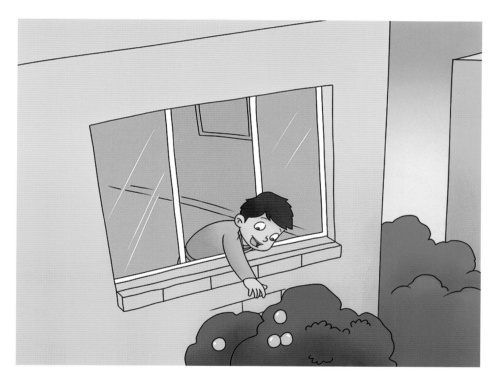

不探身体出去

1. 与同学玩耍要小心（5）

　　把楼梯扶手当滑梯容易摔伤，非常危险。

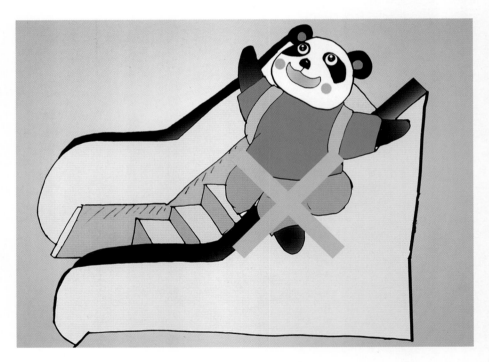

不把楼梯扶手当滑梯

2. 铅笔戳伤要避免（1）

　　铅笔是咱们学习时不可或缺的工具，但同时也会在不小心的时候戳伤其他同学或者自己。

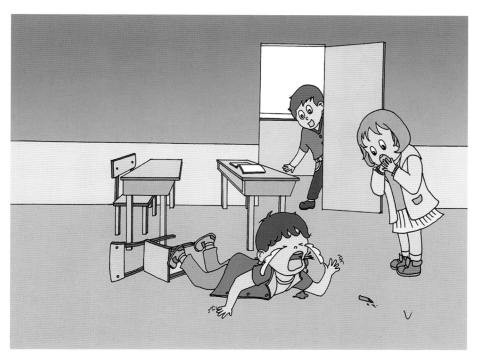

铅笔戳伤要避免

2. 铅笔戳伤要避免（2）

不要将铅笔、筷子、吸管等物品随便挥舞。

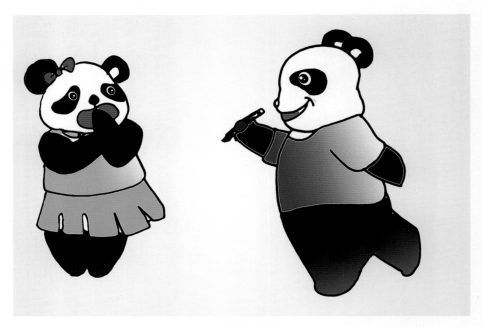

不要挥舞铅笔

2. 铅笔戳伤要避免（3）

不要将铅笔含在口中，追逐打闹。

不啃咬铅笔。

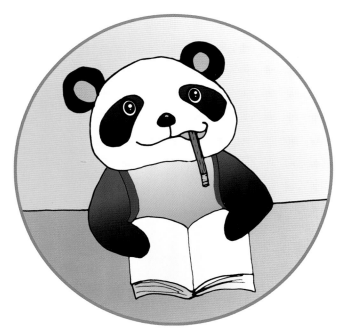

不要啃铅笔

43

3. 不带锐器到学校（1）

　　如果你把锐器带到学校，比如剪刀、水果刀等，可能会误伤同学哦！

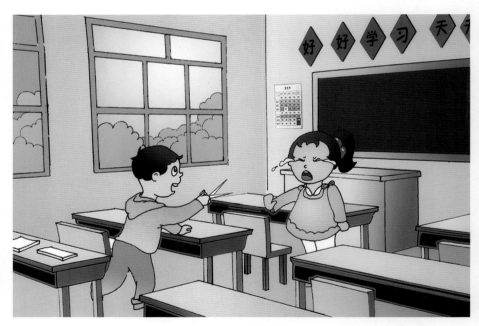

不带锐器到学校

3. 不带锐器到学校（2）

体育课，不能携带尖锐物品，如胸针、校徽、发卡、手表、钥匙等。

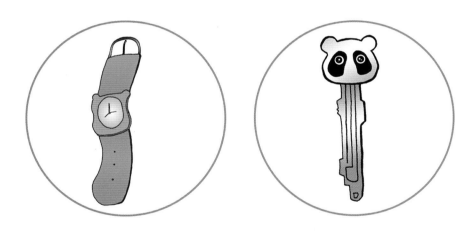

上体育课，不要携带手表和钥匙

圆规、小刀、剪刀、折断的尺子等尖锐锋利的文具应妥善放置，以免伤到自己或别人。

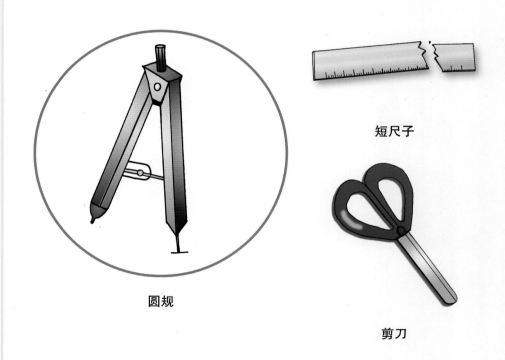

短尺子

圆规

剪刀

4. 红领巾、围巾不乱扯

红领巾和围巾围在脖子上，开玩笑或不小心拉扯，可能会损伤到气管，甚至颈椎，出现窒息，非常危险。

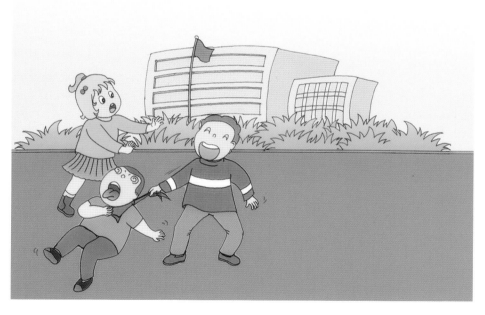

红领巾不乱扯

5. 打架、斗殴要不得（1）

　　打架是一种不良行为。同学之间可能会发生一些矛盾，如果出现矛盾时一定要互相宽容、谅解，选择正确的解决方式。

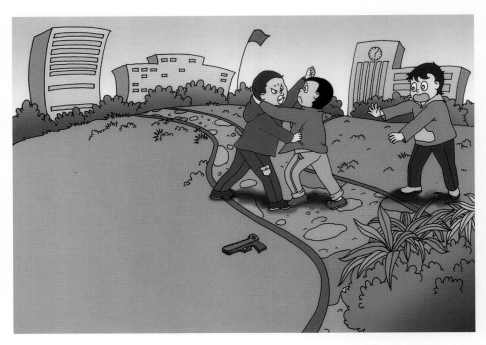

打架要不得

5. 打架、斗殴要不得（2）

不参与打架斗殴，尤其用木棍、打扫工具等打架。

发现同学打架，要及时向老师汇报。

同学之间，不能拉帮结派，帮派之间发生冲突，一定不能参与。

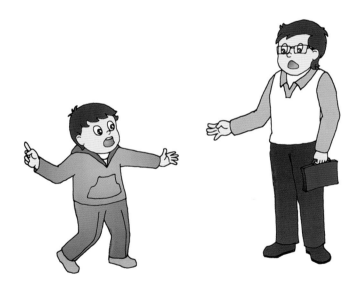

及时汇报

6. 危险游戏不可玩（1）

　　一些危险的游戏不可玩，会给你和同学带来意外伤害。

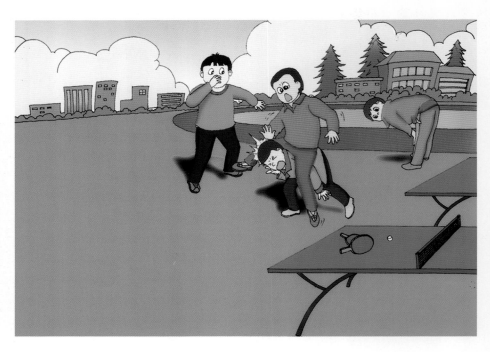

危险游戏不可玩

6. 危险游戏不可玩（2）

玩游戏时要小心，有些游戏很容易损伤到颈部、头部等，出现严重后果。

跨越跳，可能损伤颈部。

塑料袋、布袋套头游戏，可能发生窒息。

叠罗汉，可能会导致内脏损伤。

打弹弓，可能伤及别人眼睛等。

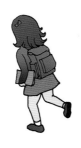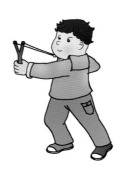

不要打弹弓

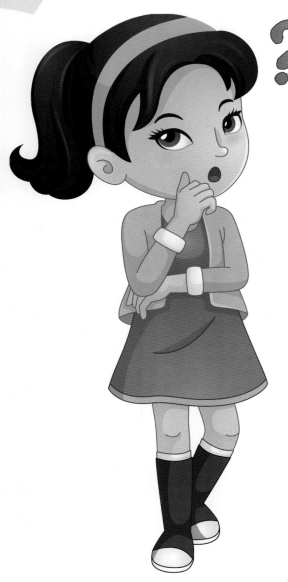

第4部分

户外安全防护

☐ 提防被狗咬伤

☐ 蜜蜂、蚂蜂惹不得

☐ 野外蘑菇采不得

☐ 夏季高温多休息

☐ 游泳要有大人陪

☐ 超市扶梯不好玩

☐ 旋转门、车门防夹住

☐ 轮子玩具，安全保护全方位

☐ 羊肉串、糖葫芦不可边走边吃

☐ 远离燃烧鞭炮，过个幸福年

☐ 不把马路当运动场

☐ 不在停车场逗留

☐ 不在火车铁轨周边玩耍

1. 提防被狗咬伤（1）

　　小朋友们大都喜爱动物，但在和有牙齿的小动物玩的时候，比如小猫、小狗、小兔子，或者在户外玩耍时遇到蛇，都要防止被咬伤。

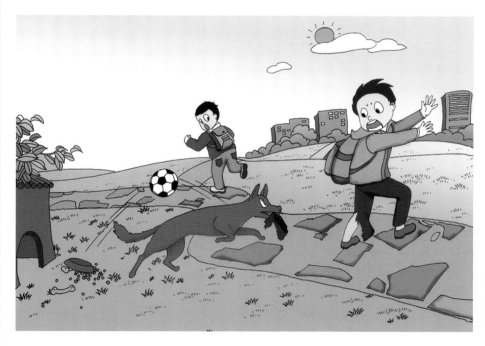

小心被狗咬伤

1. 提防被狗咬伤（2）

尽量不要招惹野生动物、流浪狗。

不要随意挑逗正在哺乳、吃东西、睡觉的动物。

不要对着猫狗大吼大叫。

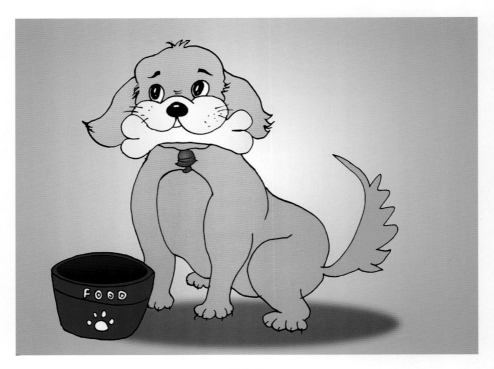

进食狗

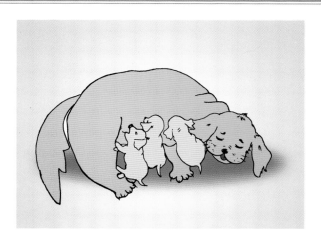

哺乳狗

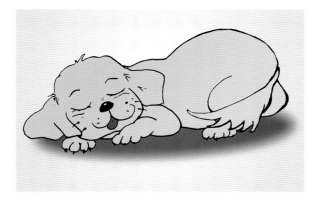

睡觉狗

2. 蜜蜂、蚂蜂惹不得（1）

在野外，看到蜂巢要远离，千万不要去捣鼓蜂巢。

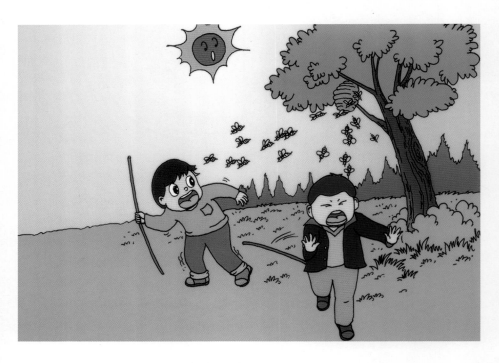

危险游戏不可玩

2. 蜜蜂、蚂蜂惹不得（2）

　　蜜蜂和蚂蜂的尾巴里都有一根毒针，如果它们遇到攻击就会把毒针刺入攻击者，毒针刺入的地方会红肿疼痛。

　　蜂类一般不主动攻击人类，所以不要去招惹它们。

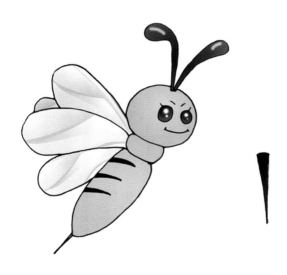

蜂尾针

3. 野外蘑菇采不得

　　野外的蘑菇看起来花花绿绿的，可真漂亮，但是它们大部分都有毒。

　　野外的蘑菇和野菜不能随意采摘或食用，常有剧毒。

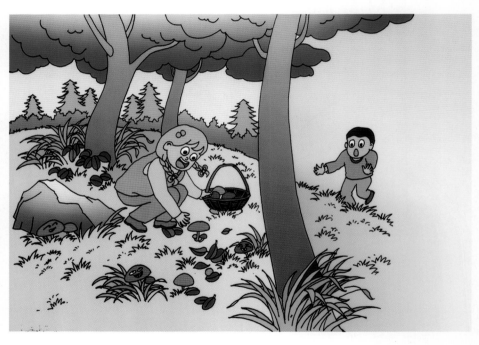

野外蘑菇采不得

58

4. 夏季高温多休息（1）

　　夏季气温较高，人体容易消耗，还容易引起中暑，要多注意休息。

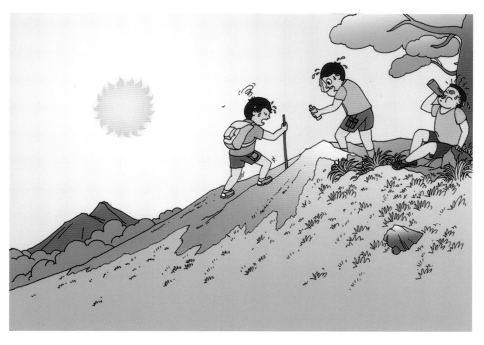

夏季高温多休息

4. 夏季高温多休息（2）

  夏季温度高的时候或者正午时候，小朋友们要尽量减少户外活动。

  备好防晒用品（防晒霜、太阳伞等），多喝水，注意休息。

  如有不舒服，立即到阴凉通风处休息。

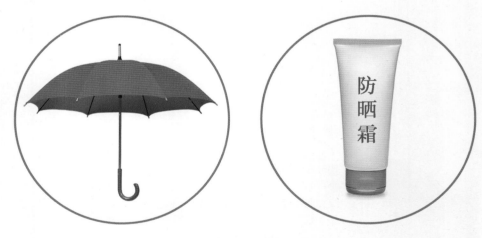

伞和防晒霜

5. 游泳要有大人陪（1）

　　天气炎热时，小朋友们都喜爱在游泳池里游泳，但溺水是中国儿童非正常死亡的头号杀手。

　　没有大人的陪同时，一定不要去河边玩耍和游泳。

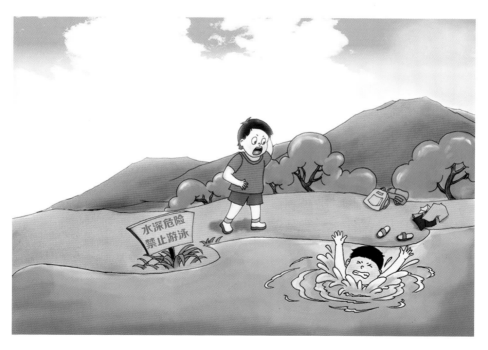

游泳要有大人陪

5. 游泳要有大人陪（2）

如有"禁止下水"危险的标志，一定要远离。

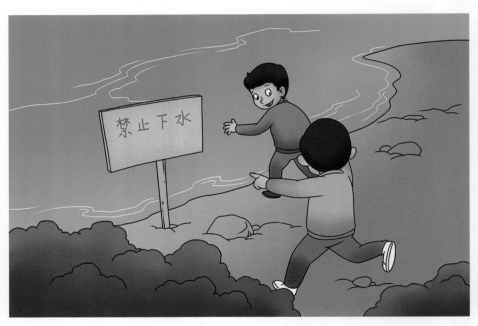

禁止下水，远离危险水域

5. 游泳要有大人陪（3）

不要马上下水，应先热身，缓慢下水，这样就不容易发生小腿抽筋。

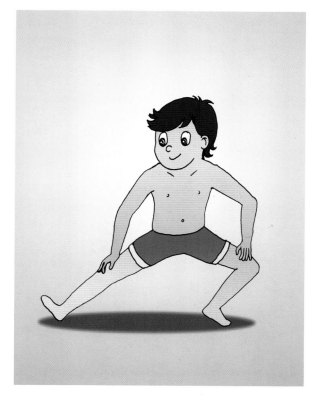

热身

5. 游泳要有大人陪（4）

乘船时，一定要穿上救生衣。

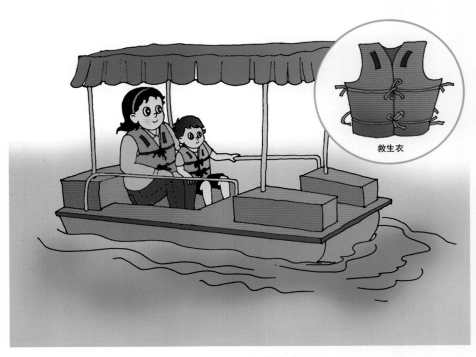

救生衣

乘船时，要穿救生衣

6. 超市扶梯不好玩（1）

不要在超市、商场的电子扶梯上玩耍，可能会意外跌落，引起摔伤。

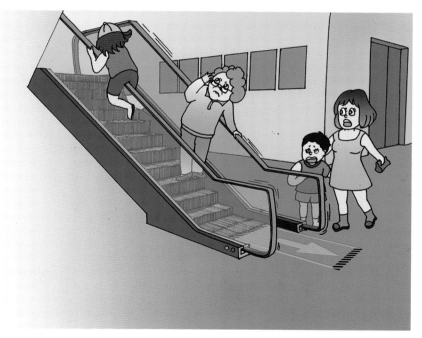

不要在超市、商场的电子扶梯上玩耍

6. 超市扶梯不好玩（2）

乘坐扶梯的时候要站稳扶牢，不能随意打闹。

不要踩踏黄色安全警示线。

不在扶梯上逆行、攀爬。

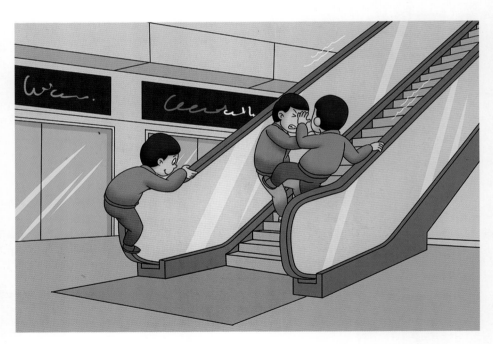

不要在电子扶梯上逆行

6. 超市扶梯不好玩（3）

身体不能倚靠扶梯，不要将头、肢体伸出扶手以外。

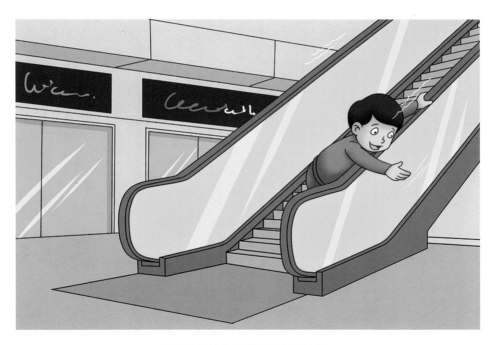

不要把头和手伸出扶手以外

6. 超市扶梯不好玩（4）

不在扶梯进出口处逗留。

不能蹲坐在扶梯踏板上，防止衣物被卡住。

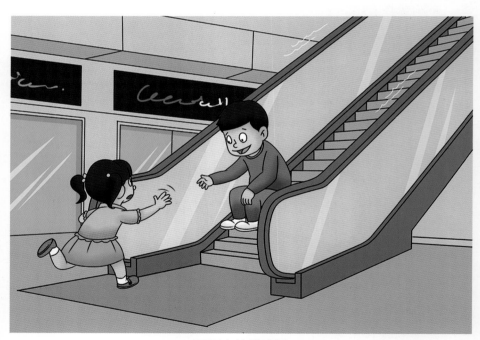

不要坐扶梯踏板

7. 旋转门、车门防夹住

　　小朋友们在进出旋转门、电梯门、车门的时候一定要小心，不要停留。

　　不能把手放在门缝里，不触摸旋转门的门边和门角，以免被门缝夹住。

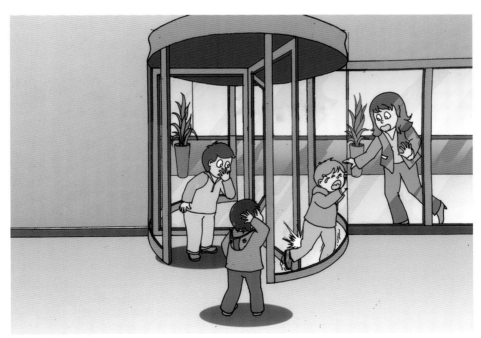

旋转门卡住

8. 轮子玩具，安全保护全方位

选择平坦开阔的地方骑行，不在人多、路面不平坦的地方骑行或玩耍。

骑行速度不能太快，特别是有下坡的时候。

不要穿轮滑或旱冰鞋过马路。

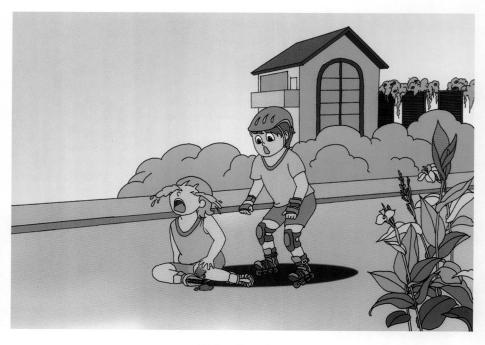

轮滑玩具要当心

9. 羊肉串、糖葫芦不可边走边吃

羊肉串、糖葫芦会用一根很长的竹签把它们串起，竹签的前端很尖锐，一不注意就会扎伤自己或者其他人，因此不能边走边吃。

使用牙签时更不能跑来跑去。

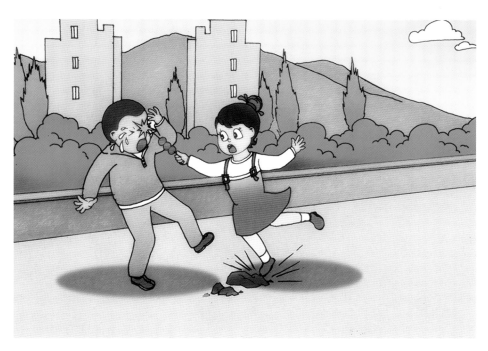

吃糖葫芦时要注意防范被竹签刺伤

10. 远离燃烧鞭炮，过个幸福年（1）

　　过年的时候很多人都喜欢放鞭炮，但是燃放不当或者买到有问题的鞭炮都会造成很严重的后果。

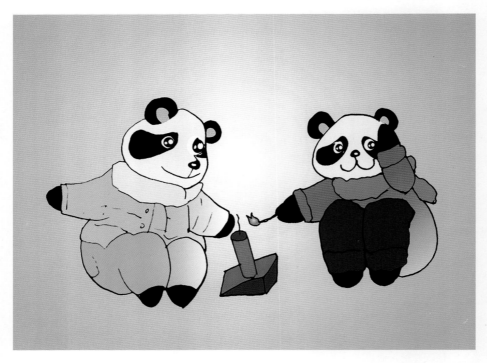

春节放鞭炮要小心

10. 远离燃烧鞭炮，过个幸福年（2）

春节爆竹声声响，小心伤到眼和手。

燃放鞭炮需要与大人一起，不可独自燃放。

不能在明令禁止燃放区域燃放，更不能在屋内燃放。

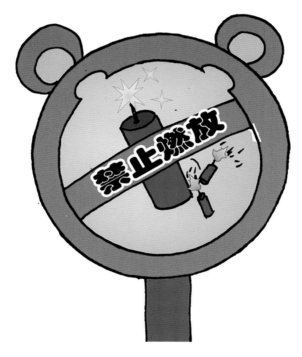

禁止燃放

10. 远离燃烧鞭炮，过个幸福年（3）

不能对着人燃放鞭炮。

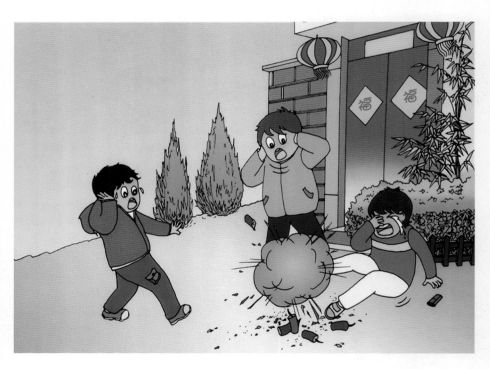

不要对着人放鞭炮

10. 远离燃烧鞭炮，过个幸福年（4）

不要向行人、车辆、建筑物投掷烟花爆竹。

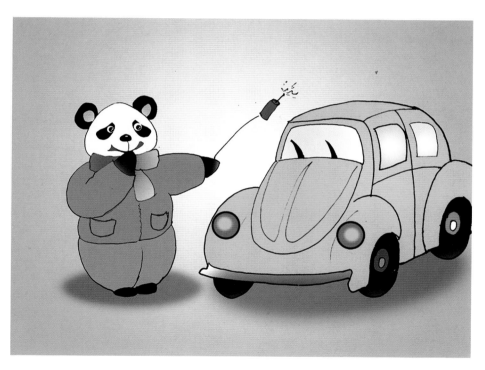

不要向行人、车辆投掷鞭炮

10. 远离燃烧鞭炮，过个幸福年（5）

不能去捡剩下的鞭炮，以免炸伤和烧伤。

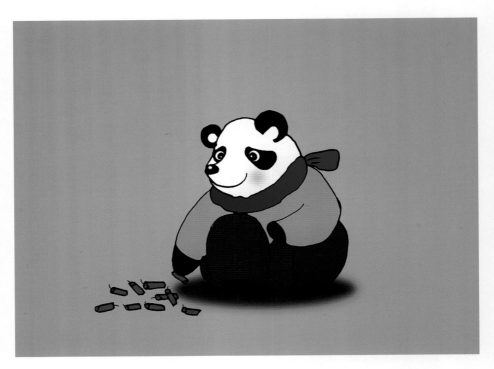

不捡鞭炮

11. 不把马路当运动场

　　马路上车来车往，如果在马路上跑来跑去，容易被车撞伤。小朋友们在穿越马路时，必须按照交通信号灯指示横穿马路。

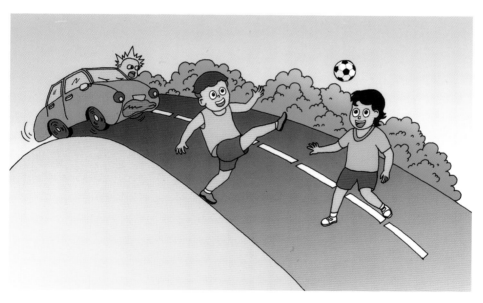

不把马路当运动场

12. 不在停车场逗留（1）

　　停车场有一个"P"的标志，里面空间大，车子多，成为很多小朋友玩捉迷藏的好场所。

　　在汽车旁边同小朋友玩耍时，可能被车撞伤。

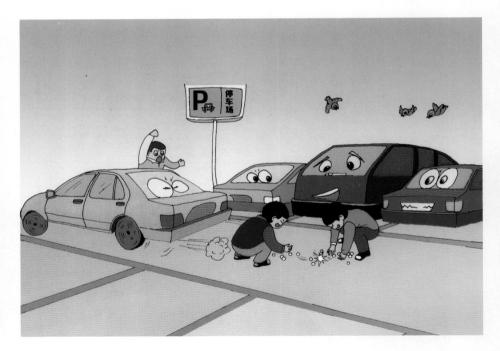

不在停车场逗留

12. 不在停车场逗留（2）

不要躲在车后面。在汽车后面或者车的盲区，司机叔叔看不到你，突然启动车，看不到你就可能把你撞伤。

汽车驾驶盲区示意图

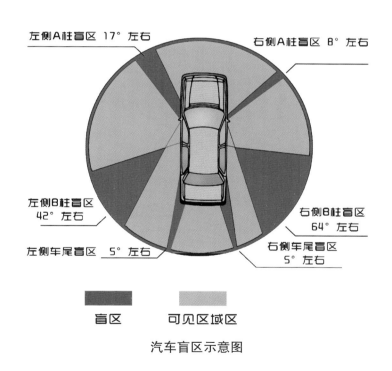

左侧A柱盲区 17° 左右　　右侧A柱盲区 8° 左右

左侧B柱盲区 42° 左右　　右侧B柱盲区 64° 左右

左侧车尾盲区 5° 左右　　右侧车尾盲区 5° 左右

盲区　　可见区域区

汽车盲区示意图

13. 不在火车铁轨周边玩耍

　　不管是火车铁轨还是高速公路都是不能逗留玩耍的。当火车或者高速行驶的汽车驶来时，小朋友往往躲闪不及，容易发生严重的后果。

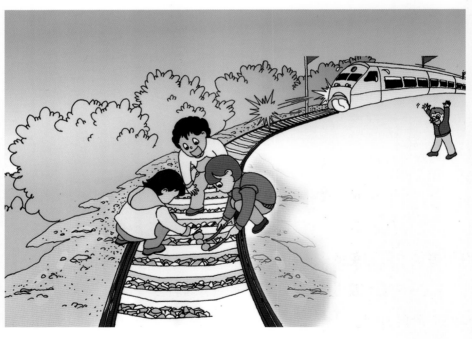

不在火车铁轨周边玩耍

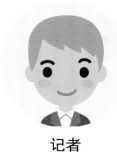

记者

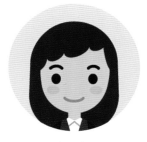

医生

后记

愿孩子多一份知识，少一分危险！

 您是一名急诊科医生，为什么要出这样一套面向青少年的科普书呢？

 是的，作为一名急诊科医生，工作是特别忙碌的。在工作中，我们每天遇到的事情是人们因为各种各样的危急症就诊，其中有很多是本可避免的令人痛心的悲剧，比如说：

· 姐弟两人因车祸一死一重伤，起因就是两人在马路上玩耍打闹。

· 一名高中生被送到医院时面色苍白，原因竟然是手臂划伤后不知道怎么止血。

• 一个小男孩从学校被送到急诊科，脸上流血不止，原因是因为小男孩平常就有咬铅笔头的习惯，当天一不小心，铅笔头就扎到了脸上。

……

作为专科大夫，我想我们应该做点什么。我有义务和责任将隐藏在生活中的危险告诉孩子们，让他们有意识规避；另外，当遇到危急情况时，不是吓得六神无主，只会哭，而是会积极使用社会资源和基本的技术操作自救和帮助他人。因此 2016 年，我们自发成立了雏鹰志愿者服务队走进校园，给孩子们科普急救知识，而这本书就是这一年多来进行青少年急救科普工作经验的心得整理和总结，我希望这些浅显易懂、易操作的内容能够通过出版物的形式影响到更多的有小孩的家庭。

现在市面上有许多的急救科普书，您的书跟这些书有什么不同？

急救知识、急救理念是在不断更新，不断进步的。现在市面上还没有针对青少年进行急救知识系统解读和技能培训的读物。我们的书从急救的基本理念和操作入手，通过图文并茂、形象生动的形式详细展示了各种急救技能。每一项急救技能都有分解动作的图片或照片，很适合青少年的理解阅读。

孩子们还太小，需要学习急救知识吗?

现实生活中意外随时都会发生，然而很多时候家长并不能全天候无间隔地对孩子提供保护，因此在意外发生的紧急情况下，青少年需要有意识和足够的能力来保护自己和救助他人。书中我们归纳总结了符合青少年的心理生理发育特点的知识和技能，有利于他们模仿学习，这也是本书的一大特点。

您的这本书应该如何阅读和学习呢?

 这本书主要是教给大家实用的急救理念和技能。既然是技能操作,就需要孩子亲自动手,才能记忆深刻,并真正掌握急救技能。即使是最好的专业书籍,也不能取代急救课程的作用。为了更好地将理论与实践结合起来,我建议读者就这些情况进行模拟演练。对孩子来说,和父母老师一起做急救练习也是很有趣的游戏。但要注意大部分的演练不要在真人身上做,可以用枕头或洋娃娃替代。

 听说里面的小主角是您的女儿?

 是的,在气道异物这一章节,她是被异物卡住的小模特,小姑娘特别投入,为了表现被异物卡住很难受无助,拍摄时眼泪都挂在了脸上。同时作为两个孩子的母亲,我希望孩子们都会急救知识，周围的人也会急救知识，才能远离危险，救助自我，帮助他人。

我看到您书中提到了急救箱，我们每个家庭都需要配备吗？

当然。巧妇难为无米之炊，虽然我们书中也强调就地取材进行急救，但如果配备有适合自己家庭成员的急救箱就再好不过了。同时，在出差、旅游、求学等各种环境下，如果有条件，我们都应该配备相应的急救箱，做到有备无患。

请您谈谈自己的愿望。

我们希望通过这样一本图文并茂、形象生动、专业可靠的急救技能科普书，能够为广大青少年和家长朋友们提供专业实用的急救知识和技能，助孩子们成为真正的急救小专家！